MARAGE

DOCTEUR EN MÉDECINE ET DOCTEUR ÈS SCIENCES

LAURÉAT DE L'INSTITUT

Traitement Scientifique

de la

Surdité

CHEZ L'AUTEUR

14, Rue Duphot, Paris

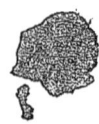

TRAITEMENT SCIENTIFIQUE

DE LA

SURDITÉ

PAR

MARAGE

DOCTEUR EN MÉDECINE ET DOCTEUR ÈS SCIENCES
LAURÉAT DE L'INSTITUT

PARIS

CHEZ L'AUTEUR

14, RUE DUPHOT, 14

—

1901

TRAITEMENT SCIENTIFIQUE

DE LA

SURDITÉ

Le 9 janvier 1897, je présentais à la Société de biologie un cornet acoustique qui ne déformait pas les vibrations que l'oreille est destinée normalement à recevoir. Cet appareil servait en même temps de masseur du tympan et les résultats obtenus dans le traitement de la surdité due soit à d'anciennes otorrhées, soit à l'otite scléreuse, étaient fort encourageants (1).

Malheureusement, ce procédé exigeait un temps fort long ; l'appareil devait être mis entre les mains des malades qui s'en servaient mal ou irrégulièrement, et les résultats variaient beaucoup suivant que le traitement était fait par le médecin ou par le malade lui-même.

J'ai donc été amené à chercher un instrument permettant de reconstituer les vibrations fondamentales de la parole. Ces études m'ont entraîné beaucoup plus loin que je ne croyais, puisque j'ai dû faire à la station physiologique du Collège de France, chez M. Marey, des expériences qui ont duré quatre ans et qui m'ont

(1) Utilité d'un massage physiologique de l'oreille dans certaines formes de surdité.

permis de faire l'analyse et la synthèse des voyelles (1).

C'est grâce à l'appareil de synthèse que j'ai trouvé ce que je cherchais, c'est-à-dire un instrument pouvant faire agir sur l'oreille des vibrations d'une nature spéciale dans des conditions constantes et faciles à mesurer.

Je publie aujourd'hui 37 observations de surdité traitées par ce procédé ; je ne cite que les observations de malades dont l'acuité auditive a été déterminée avec la sirène acoumètre ; tous les autres cas (plus d'une centaine), qui n'ont pu être mesurés que par les procédés habituels, montre, diapason, voix haute ou chuchotée, ne présentent pas une rigueur suffisante. Il ne suffit pas en effet qu'un malade écrive : « J'entendais la montre au contact, maintenant je l'entends à dix centimètres », ou bien : « Je ne pouvais plus ausculter mes malades, et maintenant je distingue les râles les moins sonores » ; il faut pouvoir dire : l'acuité auditive d'un malade au début était $\frac{1}{n}$, à la fin du traitement elle est $\frac{1}{n'}$, $n' < n$. C'est la seule façon d'avoir des mensurations précises et indiscutables.

Principe du traitement.

On avait cru jusqu'ici que le déplacement de l'étrier était de l'ordre du dixième de millimètre ; par conséquent les masseurs que l'on employait avaient pour but de donner des déplacements supérieurs à ce chiffre.

(1) Voir à la fin les travaux publiés sur ce sujet, couronnés par l'Institut, l'Académie et la Faculté de médecine.

Or, dans une communication faite à l'Académie de médecine (1) j'ai démontré que les déplacements de l'étrier étaient de l'ordre du $\frac{1}{1000}$ de millimètre ; par conséquent, il n'y avait rien d'étonnant à ce que les effets fussent plutôt médiocres puisque le massage pouvait produire des lésions nouvelles en imprimant des déplacements trop considérables à la chaîne des osselets.

Le nouvel appareil a donc pour but d'imprimer à l'étrier des déplacements du même ordre que ceux de la parole, en faisant agir des vibrations connues et mesurées mathématiquement.

Mais, avant tout traitement, il est indispensable de mesurer d'une façon précise l'acuité auditive.

Mesure de l'acuité auditive.

L'acuité auditive est le degré de perfection plus ou moins grand avec lequel s'accomplit l'audition : on l'évalue au moyen des acoumètres.

Celui que j'emploie est une sirène qui reproduit les vibrations fondamentales des voyelles O U, O, A, É, I ; j'ai démontré dans un autre travail que l'intensité du son de cet instrument était proportionnelle à la pression de l'air qui traversait l'appareil (2).

L'oreille à examiner est placée à une *distance constante* de l'instrument et on augmente l'intensité du son en faisant croître la pression de l'air ; cette pression est mesurée au moyen d'un manomètre métallique extra-sensible, gradué en millimètres d'eau.

(1) Rôle de la chaîne des osselets dans l'audition.
(2) *Loc. cit.*, p. 10.

Le son produit sous une pression de 1 millimètre est parfaitement perçu par une oreille normale ; si la pression pour une autre oreille doit être portée à 40 millimètres pour que le son soit entendu, on pourra dire que l'acuité auditive est $\frac{1}{40}$; à 60, $\frac{1}{60}$; à 200, $\frac{1}{200}$ et ainsi de suite ; cette échelle a le grand avantage qu'elle correspond parfaitement à la façon dont la parole est perçue, ce qui est la chose importante pour les sourds.

On a donc ainsi un instrument de mesure très simple, toujours le même, et qui permet de savoir ce que l'on fait, chose importante dans ces sortes de recherches.

REMARQUE. — Quand un malade commence à devenir sourd, généralement il observe sur lui-même les phénomènes suivants :

1° La montre, perçue normalement à une distance de $1^m,50$, n'est plus perçue qu'à une distance de plus en plus faible jusqu'au contact ; à l'acoumètre, l'acuité auditive est devenue $\frac{1}{2}$; l'intensité des vibrations d'une montre est très faible, c'est pourquoi cet instrument indique bien le début d'une surdité.

2° Lorsque l'acuité auditive, en diminuant, arrive à être comprise entre $\frac{1}{2}$ et $\frac{1}{10}$, le malade entend assez bien une conversation particulière ; mais, au milieu d'une conversation générale, il perd beaucoup de mots.

3° A partir de $\frac{1}{10}$, si l'autre oreille est normale, le malade s'habitue à ne plus écouter que de la bonne oreille, et de $\frac{1}{10}$ jusqu'à $\frac{1}{80}$ environ, nous avons différents degrés de surdité; à partir de $\frac{1}{60}$ il faut s'approcher *très près* de l'oreille pour faire entendre les sons; mais il n'est pas nécessaire d'élever la voix, il suffit de parler très lentement avec de bonnes vocables.

4° Entre $\frac{1}{80}$ et $\frac{1}{200}$ il faut parler près du malade et de plus en plus fort.

5° A partir de $\frac{1}{200}$ la parole n'est plus entendue que par l'intermédiaire d'un cornet acoustique; si par exemple l'acuité est $\frac{1}{240}$, cela veut dire que le son de la sirène produit par une pression de 40 millimètres n'est perçu que par l'intermédiaire d'un tube acoustique muni d'une membrane vibrante.

Je ne me sers de la montre que comme moyen de contrôle; quant aux diapasons, ils sont toujours laissés à la même distance de l'oreille et ils me servent simplement à déterminer si le malade entend la même note des deux oreilles.

Traitement.

La sirène qui a permis de mesurer l'acuité auditive, comme nous venons de le voir, va nous servir à faire le traitement; les vibrations qu'elle donne peuvent avoir une tonalité quelconque (il suffit de faire tourner la sirène de plus en plus vite) et une intensité quelconque (il suffit d'augmenter la pression de l'air qui passe à travers l'appareil) (fig. 1).

On fait arriver l'air vibrant sur une membrane de caoutchouc mince et non tendue; cette membrane transmet toutes les vibrations sans introduire ni supprimer aucun harmonique ; un tube de caoutchouc à parois épaisses les transmet alors au tympan ; une des extrémités du tube de caoutchouc pénètre dans le conduit auditif externe, l'autre extrémité est fermée par la membrane qui vibre sous l'influence de la sirène ; on a donc un appareil de massage qui reproduit sur le tympan, avec une intensité graduée, les vibrations fondamentales de la parole ; on peut à volonté prendre comme source les vibrations d'une des voyelles fondamentales OU, O, A, É, I et expérimenter l'action de chacune de ces vibrations sur l'oreille à l'état physiologique et à l'état pathologique.

La *durée* d'un massage est en moyenne cinq minutes ; la pression ne doit pas dépasser 20 millimètres, sauf dans des cas exceptionnels.

Le *nombre* des massages varie avec chaque malade, mais on doit avoir une amélioration dès la sixième séance.

Les *bourdonnements* doivent être transformés dès les premières séances dans leur hauteur, leur intensité et leur timbre ; s'il n'en est pas ainsi, c'est que leur point de départ est l'oreille interne, et il est inutile de continuer le traitement.

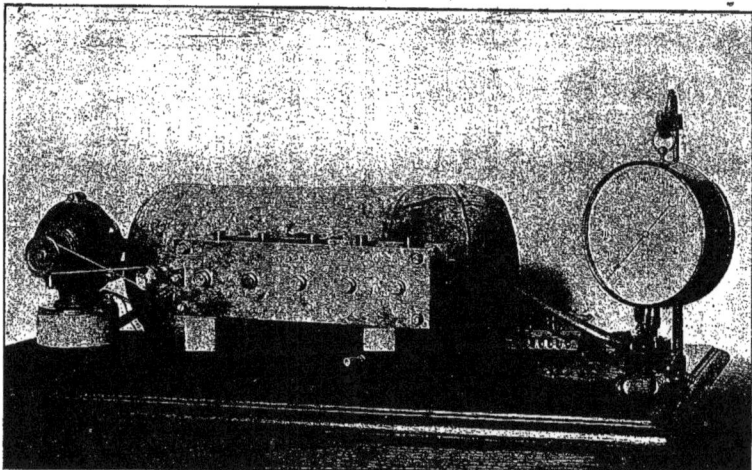

Fig. 1. — Sirène acoumètre servant à faire le traitement.

RÉSUMÉ DES OBSERVATIONS

Les observations sont divisées en trois catégories :

Dans la première se trouvent les malades qui sont devenus sourds à la suite d'otites catarrhales ou d'otorrhées, avec brides fibreuses et tympan épaissi, perforé ou non.

Cette catégorie comprend 12 observations ; tous les malades, sauf deux (1 et 8), ont déjà été soignés sans résultat par d'autres spécialistes.

Dans la seconde classe sont rangés les malades atteints d'otite scléreuse ; la plupart (18 sur 21) ont déjà subi des traitements nombreux médicaux ou chirurgicaux ; ces 28 observations présentent donc un réel intérêt, puisque le diagnostic a été fait d'avance par d'autres médecins et qu'il est facile de comparer les résultats donnés par les divers procédés.

La troisième catégorie (4 observations) comprend les malades chez lesquels l'oreille moyenne n'est pas seule atteinte : vertige de Ménière, surdité nerveuse, surdi-mutité.

Remarque. — Dans aucun des cas, la surdité n'est due actuellement à une affection quelconque des trompes d'Eustache.

PREMIÈRE SÉRIE

Malades atteints d'une surdité consécutive à une otite catarrhale ou à une otorrhée.

---

(1) Mlle ..., dix ans.

Otite catarrhale il y a six mois, surdité consécutive depuis cette époque.

	Oreille droite.			Oreille gauche.	
	Début.	8ᵉ jour.		Début.	8ᵉ jour.
ou	$\frac{1}{4}$	1		$\frac{1}{10}$	1
o	$\frac{1}{2}$	1		$\frac{1}{4}$	1
u	1	1		$\frac{1}{2}$	1
é	1	1		$\frac{1}{4}$	1
i	$\frac{1}{4}$	1		$\frac{1}{3}$	1

---

(2) M. ..., douze ans.

Otite catarrhale il y a deux ans : sourd depuis cette époque; soigné depuis un an par la poire de Politzer ; la mère est sourde ; les trompes sont normales ; les tympans sont épaissis et mats.

	Oreille droite.				Oreille gauche.			
	Début.	6ᵉ jour.	12ᵉ jour.	18ᵉ jour.	Début.	6ᵉ jour.	12ᵉ jour.	18ᵉ jour
ou	$\frac{1}{15}$	$\frac{1}{10}$	$\frac{1}{5}$	$\frac{1}{3}$	$\frac{1}{30}$	$\frac{1}{5}$	$\frac{1}{5}$	$\frac{1}{4}$
o	$\frac{1}{10}$	$\frac{1}{5}$	$\frac{1}{3}$	1	$\frac{1}{20}$	$\frac{1}{5}$	$\frac{1}{5}$	$\frac{1}{2}$
a	$\frac{1}{10}$	$\frac{1}{5}$	$\frac{1}{3}$	1	$\frac{1}{20}$	$\frac{1}{5}$	$\frac{1}{3}$	$\frac{1}{2}$
é	$\frac{1}{15}$	$\frac{1}{5}$	$\frac{1}{3}$	1	$\frac{1}{15}$	$\frac{1}{5}$	$\frac{1}{5}$	$\frac{1}{2}$
i	$\frac{1}{23}$	$\frac{1}{7}$	$\frac{1}{3}$	1	$\frac{1}{20}$	$\frac{1}{5}$	$\frac{1}{3}$	$\frac{1}{3}$

Trois mois après le traitement, l'acuité auditive n'a pas baissé.

---

(3) M. ..., dix-huit ans.

Sourd de l'oreille gauche à la suite d'une otite catarrhale il y a trois ans : l'acuité auditive a été prise uniquement sur la voyelle a.

	Début.	6ᵉ jour.	12ᵉ jour.	18ᵉ jour.	24ᵉ jour.
a	$\frac{1}{40}$	$\frac{1}{20}$	$\frac{1}{5}$	$\frac{1}{8}$	$\frac{1}{2}$

L'état s'est maintenu depuis un an : la baisse du dix-huitième jour tient à ce que le traitement avait été interrompu pendant quelques jours.

———

(4) M. ..., dix-huit ans.

A quatre ans scarlatine, à la suite de laquelle l'oreille droite a coulé : la surdité est très marquée depuis trois ans, pas de bourdonnements ; la montre, au contact, n'est pas entendue ; brides fibreuses, tympan légèrement enfoncé.

Trompes perméables.

	Début.	3ᵉ jour.	6ᵉ jour.	12ᵉ jour.	16ᵉ jour.
ou	$\frac{1}{80}$	$\frac{1}{20}$	$\frac{1}{10}$	$\frac{1}{6}$	$\frac{1}{3}$
o	$\frac{1}{15}$	$\frac{1}{3}$	$\frac{1}{2}$	$\frac{1}{2}$	$\frac{1}{2}$
a	$\frac{1}{15}$	$\frac{1}{3}$	$\frac{1}{2}$	1	$\frac{1}{2}$
$é$	$\frac{1}{15}$	$\frac{1}{5}$	$\frac{1}{5}$	$\frac{1}{3}$	$\frac{1}{2}$
i	$\frac{1}{18}$	$\frac{1}{5}$	$\frac{1}{5}$	$\frac{1}{3}$	1

La montre est entendue à 10 centimètres.

———

(5) Mlle ..., dix-neuf ans.

Autrefois végétations adénoïdes opérées, surdité intermittente, otites catarrhales. Tympans épaissis, mats; pas de brides fibreuses, pas de triangle lumineux; diapason plus grave à droite.

	Oreille droite.				Oreille gauche.		
	Début.	6e jour.	12e jour.		Début.	6e jour.	12e jour.
ou	$\frac{1}{20}$	$\frac{1}{14}$	$\frac{1}{6}$		$\frac{1}{22}$	$\frac{1}{15}$	$\frac{1}{5}$
o	$\frac{1}{10}$	$\frac{1}{6}$	$\frac{1}{2}$		$\frac{1}{15}$	$\frac{1}{9}$	$\frac{1}{2}$
a	$\frac{1}{10}$	$\frac{1}{6}$	$\frac{1}{3}$		$\frac{1}{18}$	$\frac{1}{7}$	$\frac{1}{3}$
é	$\frac{1}{11}$	$\frac{1}{9}$	$\frac{1}{3}$		$\frac{1}{14}$	$\frac{1}{10}$	$\frac{1}{4}$
i	$\frac{1}{14}$	$\frac{1}{10}$	$\frac{1}{4}$		$\frac{1}{20}$	$\frac{1}{12}$	$\frac{1}{5}$

La malade est obligée de repartir avant d'avoir pu terminer le traitement qu'elle continue avec le masseur.

---

(6) Mlle ..., vingt-cinq ans.

Sourde de l'oreille gauche depuis l'âge de trois ans, à la suite d'une otorrhée qui a duré six semaines; soignée sans succès par deux médecins à l'âge de dix-huit ans (poire de Politzer, cathétérisme, etc.); cette oreille est considérée comme perdue par la malade et par ses médecins.

	Début.	6e jour.	12e jour.	18e jour.
a	$\frac{1}{200}$	$\frac{1}{100}$	$\frac{1}{10}$	$\frac{1}{3}$

La malade se traite ensuite elle-même avec le masseur; l'acuité auditive, six mois après le traitement, est devenue $\frac{1}{2}$.

---

(7) M. ..., vingt-huit ans.

Oreille droite coule après les tirs en 1895, puis surdité survenue lentement deux ans après; bourdonnements continus et sifflements lointains de chemin de fer, surtout pendant la nuit.

Soigné sans succès par les méthodes habituelles.

	Oreille droite.		Oreille gauche.	
	Début.	6e jour.	Début.	6e jour.
ou	$\frac{1}{120}$	$\frac{1}{100}$	$\frac{1}{6}$	$\frac{1}{5}$
o	$\frac{1}{75}$	$\frac{1}{8}$	$\frac{1}{8}$	$\frac{1}{5}$
a	$\frac{1}{12}$	$\frac{1}{8}$	$\frac{1}{5}$	$\frac{1}{3}$
é	$\frac{1}{5}$	$\frac{1}{5}$	$\frac{1}{3}$	$\frac{1}{2}$
i	$\frac{1}{9}$	$\frac{1}{5}$	$\frac{1}{4}$	$\frac{1}{3}$

Le malade est obligé de rejoindre son poste en province et continue le traitement avec le masseur. Les bourdonnements avaient disparu dès la première séance.

Le massage a été fait sur o; cette observation a pour but de montrer le résultat rapide : de $\frac{1}{75}$ à $\frac{1}{8}$ en six séances.

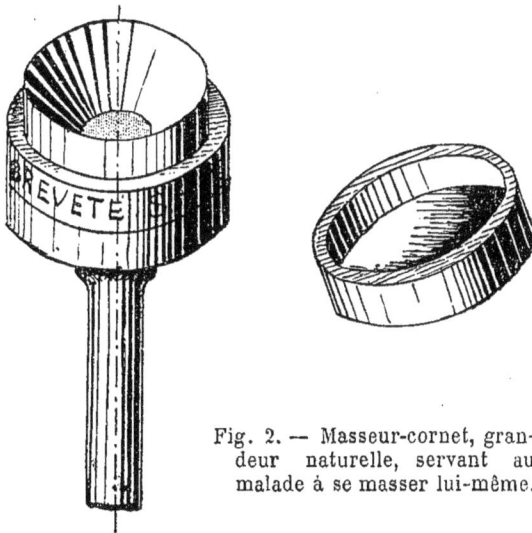

Fig. 2. — Masseur-cornet, grandeur naturelle, servant au malade à se masser lui-même.

(8) M. ..., vingt-huit ans.

Surdité survenue il y a un an à la suite d'une chute sur la tête, après laquelle le malade était resté plusieurs heures sans connaissance : pas d'écoulement sanguin par l'oreille; tympans mats, sans triangles lumineux; la poire de Politzer est sans action.

	Oreille droite.		Oreille gauche.	
	Début.	8e jour.	Début.	8e jour.
ou	$\frac{1}{8}$	$\frac{1}{2}$	$\frac{1}{5}$	1
o	$\frac{1}{5}$	1	$\frac{1}{3}$	1
a	$\frac{1}{4}$	1	$\frac{1}{3}$	1
é	$\frac{1}{4}$	1	$\frac{1}{2}$	$\frac{1}{2}$
i	$\frac{1}{4}$	1	$\frac{1}{2}$	1

Dans ce cas, un diagnostic précis est presque impossible; ce qu'il y a de certain, c'est que le malade, depuis un an, était en train de devenir tout à fait sourd, et que l'audition est devenue normale en huit séances, sauf à droite, ou, $\frac{1}{2}$; et à gauche, $é$, $\frac{1}{2}$, ce dont le malade lui-même est incapable de s'apercevoir.

L'état s'est maintenu depuis un an sans aucun traitement.

Les observations 1 et 8 montrent avec quelle rapidité l'audition revient près de la normale lorsque l'affection n'est pas très ancienne; parmi les nombreuses explications que l'on peut donner de ce fait, il y en a une qui me semble s'appliquer à tous les cas : un malade sourd perd rapidement l'habitude de se servir de son oreille malade, et il faut lui rapprendre à entendre, comme on apprend à un enfant à marcher; c'est pour cela qu'il n'est pas indifférent de faire le massage sur une voyelle quelconque.

(9) M. ..., trente-trois ans.

Il y a cinq ans, otite suppurée gauche pendant sept semaines : contre la surdité, cathétérisme et perforation du tympan sans résultat ; *cette oreille est considérée comme perdue.*
Otite scléreuse droite.

	Oreille droite.						*Oreille gauche.*				
	Début.	6e j.	12e j.	18e j.	24e j.		Début.	6e j.	12e j.	18e j.	24e j.
ou	$\frac{1}{15}$	$\frac{1}{5}$	$\frac{1}{5}$	$\frac{1}{5}$	$\frac{1}{5}$		$\frac{1}{140}$	$\frac{1}{50}$	$\frac{1}{8}$	$\frac{1}{6}$	$\frac{1}{5}$
o	$\frac{1}{8}$	$\frac{1}{2}$	$\frac{1}{2}$	$\frac{1}{2}$	$\frac{1}{2}$		$\frac{1}{40}$	$\frac{1}{20}$	$\frac{1}{5}$	$\frac{1}{2}$	$\frac{1}{2}$
a	$\frac{1}{4}$	$\frac{1}{2}$	$\frac{1}{2}$	$\frac{1}{2}$	$\frac{1}{2}$		$\frac{1}{90}$	$\frac{1}{30}$	$\frac{1}{10}$	$\frac{1}{5}$	$\frac{1}{5}$
é	$\frac{1}{3}$	1	1	1	1		$\frac{1}{50}$	$\frac{1}{25}$	$\frac{1}{20}$	$\frac{1}{10}$	$\frac{1}{5}$
i	$\frac{1}{4}$	1	1	1	1		$\frac{1}{70}$	$\frac{1}{45}$	$\frac{1}{8}$	$\frac{1}{8}$	$\frac{1}{8}$

Actuellement, en pratique, le malade trouve son audition égale des deux côtés ; quatre mois après, le malade m'écrit qu'il entend aussi bien qu'à la fin du traitement.

---

(10) M. ..., quarante ans.
Anciennes otorrhées.

A gauche, masse informe où on distingue à peine le manche du marteau : perforation énorme.

A droite, tympan épaissi : brides fibreuses ; l'oreille gauche n'est d'aucune utilité pour le malade.

	Oreille droite.						*Oreille gauche.*				
	Début.	6e j.	12e j.	18e j.	Un an après.		Début.	6e j.	12e j.	18e j.	Un an après.
ou	$\frac{1}{80}$	$\frac{1}{40}$	$\frac{1}{10}$	$\frac{1}{8}$	$\frac{1}{5}$		$\frac{1}{206}$	$\frac{1}{110}$	$\frac{1}{60}$	$\frac{1}{60}$	$\frac{1}{40}$
o	$\frac{1}{55}$	$\frac{1}{20}$	$\frac{1}{15}$	$\frac{1}{5}$	1		$\frac{1}{200}$	$\frac{1}{75}$	$\frac{1}{60}$	$\frac{1}{40}$	$\frac{1}{15}$
a	$\frac{1}{50}$	$\frac{1}{25}$	$\frac{1}{15}$	$\frac{1}{5}$	1		$\frac{1}{195}$	$\frac{1}{80}$	$\frac{1}{55}$	$\frac{1}{35}$	$\frac{1}{7}$
é	$\frac{1}{75}$	$\frac{1}{30}$	$\frac{1}{10}$	$\frac{1}{7}$	1		$\frac{1}{180}$	$\frac{1}{75}$	$\frac{1}{50}$	$\frac{1}{50}$	$\frac{1}{5}$
i	$\frac{1}{100}$	$\frac{1}{45}$	$\frac{1}{20}$	$\frac{1}{10}$	1		$\frac{1}{190}$	$\frac{1}{85}$	$\frac{1}{30}$	$\frac{1}{30}$	$\frac{1}{7}$

Le malade pendant un an s'est servi régulièrement du masseur ; l'amélioration a donc continué.

(11) Mme ..., cinquante-deux ans.

Anciennes otorrhées, avec brides fibreuses et tympan épaissi, perforé à gauche.

	Oreille droite.			Oreille gauche.		
	Début.	6e jour.	12e jour.	Début.	6e jour.	12e jour.
ou	$\frac{1}{45}$	$\frac{1}{30}$	$\frac{1}{15}$	$\frac{1}{10}$	$\frac{1}{8}$	$\frac{1}{8}$
o	$\frac{1}{10}$	$\frac{1}{10}$	$\frac{1}{5}$	$\frac{1}{10}$	$\frac{1}{5}$	$\frac{1}{5}$
a	$\frac{1}{10}$	$\frac{1}{10}$	$\frac{1}{10}$	$\frac{1}{7}$	$\frac{1}{3}$	$\frac{1}{3}$
é	$\frac{1}{30}$	$\frac{1}{25}$	$\frac{1}{8}$	$\frac{1}{5}$	$\frac{1}{4}$	$\frac{1}{4}$
i	$\frac{1}{70}$	$\frac{1}{30}$	$\frac{1}{10}$	$\frac{1}{5}$	$\frac{1}{4}$	$\frac{1}{4}$

La malade partant à la campagne en avril, le traitement est interrompu ; au mois de juillet, l'acuité auditive s'est sensiblement maintenue.

---

(12) M. ..., cinquante-huit ans.

Anciennes otorrhées datant de cinquante ans : depuis, le malade est sourd ; à l'examen, les deux tympans présentent une très large perforation, au niveau du manche du marteau se trouve une masse grisâtre : la montre n'est pas entendue, le diapason est plus aigu à gauche ; tous les traitements employés jusqu'ici n'ont donné aucun résultat.

	Oreille droite.			Oreille gauche.		
	Début.	6e jour.	12e jour.	Début.	6e jour.	12e jour.
ou	$\frac{1}{204}$	$\frac{1}{200}$	$\frac{1}{160}$	$\frac{1}{200}$	$\frac{1}{200}$	$\frac{1}{200}$
o	$\frac{1}{203}$	$\frac{1}{180}$	$\frac{1}{160}$	$\frac{1}{160}$	$\frac{1}{40}$	$\frac{1}{40}$
a	$\frac{1}{202}$	$\frac{1}{200}$	$\frac{1}{100}$	$\frac{1}{150}$	$\frac{1}{35}$	$\frac{1}{30}$
é	$\frac{1}{180}$	$\frac{1}{140}$	$\frac{1}{100}$	$\frac{1}{70}$	$\frac{1}{25}$	$\frac{1}{24}$
i	$\frac{1}{220}$	$\frac{1}{201}$	$\frac{1}{100}$	$\frac{1}{120}$	$\frac{1}{100}$	$\frac{1}{80}$

Il y a donc une amélioration qui se produit lentement ; le malade, obligé de retourner en province, continue le traitement avec le masseur.

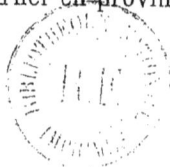

1..

DEUXIÈME SÉRIE

Malades atteints d'une surdité consécutive à une otite scléreuse (ankylose de la chaine des osselets).

---

(13) M. ..., seize ans.

Ostéomyélite du tibia à neuf ans, opéré ; surdité ; opéré de végétations par le docteur X..., réopéré par le docteur X'... ; soigné par le docteur Politzer, électrisé par le docteur Y... ; enfin traité par le microphonographe ; tout cela sans résultat, disent les parents ; tympan épaissi, ankylose de la chaine des osselets (même diagnostic fait par tous les médecins).

	Oreille droite.				*Oreille gauche.*			
	Début.	6e jour.	12e jour.	18e jour.	Début.	6e jour.	12e jour.	18e jour.
ou	$\frac{1}{210}$	$\frac{1}{180}$	$\frac{1}{120}$	$\frac{1}{90}$	$\frac{1}{35}$	$\frac{1}{10}$	$\frac{1}{10}$	$\frac{1}{6}$
o	$\frac{1}{205}$	$\frac{1}{90}$	$\frac{1}{40}$	$\frac{1}{35}$	$\frac{1}{40}$	$\frac{1}{9}$	$\frac{1}{8}$	$\frac{1}{5}$
a	$\frac{1}{205}$	$\frac{1}{140}$	$\frac{1}{40}$	$\frac{1}{40}$	$\frac{1}{40}$	$\frac{1}{11}$	$\frac{1}{11}$	$\frac{1}{9}$
é	$\frac{1}{220}$	$\frac{1}{201}$	$\frac{1}{100}$	$\frac{1}{100}$	$\frac{1}{25}$	$\frac{1}{10}$	$\frac{1}{5}$	$\frac{1}{5}$
i	$\frac{1}{360}$	$\frac{1}{205}$	$\frac{1}{120}$	$\frac{1}{120}$	0	$\frac{1}{215}$	$\frac{1}{140}$	$\frac{1}{90}$

Le malade part en vacances, l'amélioration obtenue fait espérer que l'acuité auditive pourra être remontée à $\frac{1}{5}$ à peu près.

---

(14) Mlle ..., vingt-quatre ans.

Double otite scléreuse.

La malade a subi tous les traitements possibles; enfin l'oreille droite a été opérée par un chirurgien, mobilisation de l'étrier après ablation de la chaîne des osselets; cette oreille opérée ne peut naturellement pas être soignée par le massage, son acuité auditive est, après l'opération :

ou	o	a	$é$	i
$\dfrac{1}{200}$	$\dfrac{1}{160}$	$\dfrac{1}{200}$	$\dfrac{1}{140}$	$\dfrac{1}{90}$

J'ignore quelle était l'acuité auditive avant l'opération.

Oreille gauche.

	Début.	6e jour.	12e jour.	18e jour.	24e jour.
ou	$\dfrac{1}{160}$	$\dfrac{1}{90}$	$\dfrac{1}{90}$	$\dfrac{1}{80}$	$\dfrac{1}{60}$
o	$\dfrac{1}{80}$	$\dfrac{1}{24}$	$\dfrac{1}{24}$	$\dfrac{1}{26}$	$\dfrac{1}{20}$
a	$\dfrac{1}{80}$	$\dfrac{1}{15}$	$\dfrac{1}{23}$	$\dfrac{1}{18}$	$\dfrac{1}{13}$
$é$	$\dfrac{1}{70}$	$\dfrac{1}{20}$	$\dfrac{1}{16}$	$\dfrac{1}{11}$	$\dfrac{1}{9}$
i	$\dfrac{1}{25}$	$\dfrac{1}{17}$	$\dfrac{1}{10}$	$\dfrac{1}{30}$	$\dfrac{1}{15}$

(15) Mme ..., vingt-cinq ans.

A la suite des oreillons il y a dix ans, surdité gauche venant peu à peu.

Bourdonnements graves; aucun son de la sirène, si intense qu'il soit, ne peut arriver à les dominer.

Tympan épaissi, mat.

	Début.	6e jour.	12e jour.
ou	$\dfrac{1}{100}$	$\dfrac{1}{70}$	$\dfrac{1}{55}$
o	$\dfrac{1}{60}$	$\dfrac{1}{30}$	$\dfrac{1}{25}$
a	$\dfrac{1}{45}$	$\dfrac{1}{30}$	$\dfrac{1}{15}$
$é$	$\dfrac{1}{40}$	$\dfrac{1}{20}$	$\dfrac{1}{15}$
i	$\dfrac{1}{50}$	$\dfrac{1}{10}$	$\dfrac{1}{9}$

(16) M. ..., vingt-huit ans.

Bourdonnements depuis trois ans ; sifflement aigu surtout à gauche, augmentant avec la fatigue ou après une nuit sans sommeil.

Otite scléreuse double.

Le diapason est plus aigu à gauche ; la montre est entendue au contact à gauche, à droite à 3 centimètres.

	Oreille droite.						Oreille gauche.				
	Début.	6e j.	13e j.	18e j.	24e j.		Début.	6e j.	12e j.	18e j.	24e j.
ou	$\frac{1}{7}$	$\frac{1}{5}$	$\frac{1}{3}$	1	1		$\frac{1}{10}$	$\frac{1}{6}$	$\frac{1}{4}$	$\frac{1}{2}$	1
o	$\frac{1}{3}$	$\frac{1}{2}$	1	1	1		$\frac{1}{5}$	2	$\frac{1}{4}$	1	1
a	$\frac{1}{2}$	$\frac{1}{2}$	$\frac{1}{2}$	1	1		$\frac{1}{5}$	$\frac{1}{3}$	$\frac{1}{2}$	1	1
é	$\frac{1}{4}$	$\frac{1}{4}$	$\frac{1}{2}$	$\frac{1}{2}$	1		$\frac{1}{4}$	$\frac{1}{2}$	$\frac{1}{2}$	1	1
i	$\frac{1}{20}$	$\frac{1}{9}$	$\frac{1}{4}$	$\frac{1}{5}$	1		$\frac{1}{9}$	$\frac{1}{7}$	$\frac{1}{5}$	$\frac{1}{3}$	1

La montre est entendue à 20 centimètres de chaque côté : les sifflements ont disparu presque complètement.

---

(17) Mlle ..., trente ans.

L'observation toute entière est prise par le docteur X..., oncle de la malade :

« Mlle ... est âgée de trente ans, elle est arthritique. La sclérose tympanique est héréditaire du côté paternel. Cette affection a débuté chez elle en 1893 ; elle s'aperçut, au mois d'août de cette année-là, qu'après chaque bain de mer qu'elle prenait elle était tourmentée de bourdonnements d'oreille qui duraient deux ou trois heures comme la surdité qui les accompagnait. Mais c'est en 1895 que ces bourdonnements devinrent persistants. Pendant l'hiver de 1895 elle souffrit à plusieurs reprises de catarrhes naso-pharyngiens (angine granuleuse), et de névralgies faciales, affections toujours suivies de bourdonnements d'oreille intenses et de surdité assez prononcée. La patiente se décida alors à consulter un médecin auriste, docteur Hudson, de Londres. Le traitement consista en douches d'air par la trompe d'Eustache au moyen de la sonde et en badigeonnages de la gorge avec une solution tannique. Ce traitement ne produisit aucune amélioration notable. L'état général de la patiente fut relativement bon jusqu'en 1898 ; mais à la suite d'une colite chronique, de surmenage physique et de fatigues morales, sa santé s'affaiblit considérablement, les bourdonnements d'oreille devinrent plus intenses et la surdité plus marquée. Elle consulta à cette époque M. Purvis, de Londres. Il conseilla le repos, un régime fortifiant, le séjour dans un pays chaud (tempéré), sec et loin de la mer.

A partir de 1895, aucun traitement local n'a été employé contre la sclérose tympanique. Considérant cette affection comme incurable, je me contentai de résister aux manifestations de la diathèse arthritique par le régime classique et par l'usage de quelques médicaments, tels que les glycérophosphates et l'iodure de potassium. Mais, malgré ce régime et ces traitements, la patiente se plaignait journellement de céphalalgie plus ou moins intense, de bourdonnements d'oreille qu'elle comparait à un jet de vapeur, aux battements artériels. Les bourdonnements d'oreille et la surdité étaient plus exagérés par les temps froids, humides, orageux, et aux époques menstruelles. Le 2 mai, je me décidai à mettre ma patiente sous les soins de M. le docteur Marage. »

Les résultats sont les suivants :

	Oreille droite.				*Oreille gauche.*			
	Début.	6e jour.	12e jour.	24e jour.	Début.	6e jour.	12e jour.	24e jour.
ou	$\frac{1}{30}$	$\frac{1}{13}$	$\frac{1}{5}$	$\frac{1}{3}$	$\frac{1}{60}$	$\frac{1}{40}$	$\frac{1}{20}$	1
o	$\frac{1}{11}$	$\frac{1}{5}$	$\frac{1}{3}$	1	$\frac{1}{15}$	$\frac{1}{7}$	$\frac{1}{3}$	1
a	$\frac{1}{9}$	$\frac{1}{5}$	$\frac{1}{2}$	1	$\frac{1}{9}$	$\frac{1}{5}$	$\frac{1}{3}$	1
é	$\frac{1}{8}$	$\frac{1}{4}$	$\frac{1}{2}$	1	$\frac{1}{9}$	$\frac{1}{3}$	$\frac{1}{3}$	1
i	$\frac{1}{6}$	$\frac{1}{3}$	$\frac{1}{2}$	$\frac{1}{2}$	$\frac{1}{7}$	$\frac{1}{4}$	$\frac{1}{3}$	1

Les bourdonnements ont complètement disparu.

(18) M. ..., trente-trois ans.

Oreille gauche toujours moins bonne que l'autre; jamais d'écoulement; la surdité augmente lentement; l'oreille droite se prend également; bourdonnements, bruits de cloche; le père et la mère sont sourds.

Accès de goutte; pendant l'accès, l'acuité auditive est meilleure.

L'analyse d'urine indique une gravelle oxalique avec dyspepsie oxalique, hypochlorhydrique et catarrhale.

	Oreille droite.						*Oreille gauche.*				
	Début.	6ᵉ j.	12ᵉ j.	18ᵉ j.	24ᵉ j.		Début.	6ᵉ j.	12ᵉ j.	18ᵉ j.	24ᵉ j.
a	$\frac{1}{15}$	$\frac{1}{15}$	$\frac{1}{7}$	$\frac{1}{6}$	$\frac{1}{2}$		$\frac{1}{50}$	$\frac{1}{25}$	$\frac{1}{15}$	$\frac{1}{8}$	$\frac{1}{3}$

Les bourdonnements ont disparu.

---

(19) M. ..., trente-quatre ans.

Double otite scléreuse déjà soignée par les procédés habituels.

	Oreille droite.						*Oreille gauche.*				
	Début.	6ᵉ j.	12ᵉ j.	18ᵉ j.	24ᵉ j.		Début.	6ᵉ j.	12ᵉ j.	18ᵉ j.	24ᵉ j.
ou	$\frac{1}{60}$	$\frac{1}{25}$	$\frac{1}{15}$	$\frac{1}{15}$	$\frac{1}{10}$		$\frac{1}{202}$	$\frac{1}{60}$	$\frac{1}{40}$	$\frac{1}{3}$	$\frac{1}{20}$
o	$\frac{1}{30}$	$\frac{1}{15}$	$\frac{1}{3}$	$\frac{1}{2}$	$\frac{1}{2}$		$\frac{1}{202}$	$\frac{1}{40}$	$\frac{1}{15}$	$\frac{1}{10}$	$\frac{1}{6}$
a	$\frac{1}{15}$	$\frac{1}{5}$	$\frac{1}{3}$	$\frac{1}{2}$	$\frac{1}{2}$		$\frac{1}{190}$	$\frac{1}{30}$	$\frac{1}{10}$	$\frac{1}{6}$	$\frac{1}{3}$
é	$\frac{1}{15}$	$\frac{1}{4}$	$\frac{1}{2}$	1	1		$\frac{1}{16}$	$\frac{1}{8}$	$\frac{1}{6}$	$\frac{1}{2}$	1
i	$\frac{1}{10}$	$\frac{1}{5}$	$\frac{1}{3}$	1	1		$\frac{1}{5}$	$\frac{1}{2}$	1	1	1

(20) M. ..., trente-cinq ans.

Sourd depuis quatre ans, sifflements de locomotive.

A gauche, otite scléreuse, congestion du manche du marteau.

A droite, ancienne otorrhée, tympan ratatiné.

Soigné sans résultat par les méthodes ordinaires.

	Oreille droite.					*Oreille gauche.*				
	Début.	6e j.	12e j.	18e j.	24e j.	Début.	6e j.	12e j.	18e j.	24e j.
ou	$\frac{1}{8}$	$\frac{1}{5}$	$\frac{1}{4}$	1	1	$\frac{1}{5}$	$\frac{1}{4}$	4	$\frac{1}{3}$	1
o	$\frac{1}{5}$	$\frac{1}{3}$	$\frac{1}{2}$	1	1	$\frac{1}{5}$	$\frac{1}{3}$	$\frac{1}{2}$	1	1
a	$\frac{1}{12}$	$\frac{1}{3}$	$\frac{1}{2}$	1	1	$\frac{1}{7}$	$\frac{1}{3}$	$\frac{1}{2}$	1	1
é	$\frac{1}{10}$	$\frac{1}{10}$	$\frac{1}{5}$	1	1	$\frac{1}{9}$	$\frac{1}{6}$	$\frac{1}{3}$	$\frac{1}{2}$	1
i	$\frac{1}{50}$	$\frac{1}{20}$	$\frac{1}{18}$	$\frac{1}{15}$	$\frac{1}{10}$	$\frac{1}{70}$	$\frac{1}{8}$	$\frac{1}{6}$	$\frac{1}{10}$	$\frac{1}{5}$

Les sifflements ne sont plus perceptibles.

---

(21) M. ..., trente-cinq ans.

Otite scléreuse gauche déjà traitée pendant plusieurs mois par différents médecins, poire de Politzer, cathétérisme, masseur de Delstanche, etc.; l'acuité auditive a été prise uniquement sur la voyelle *a*.

	Début.	6e jour.	12e jour.	18e jour.	24e jour.
a	$\frac{1}{100}$	$\frac{1}{60}$	$\frac{1}{3}$	$\frac{1}{9}$	$\frac{1}{5}$

Revu le malade tous les trois mois depuis deux ans; l'acuité auditive s'est bien maintenue.

ou	o	a	é	i
$\frac{1}{5}$	$\frac{1}{3}$	$\frac{1}{3}$	$\frac{1}{3}$	$\frac{1}{5}$

(22) M. ..., trente-sept ans.

Neurasthénique, sifflement aigu à gauche avec surdité croissante ; l'analyse d'urine indique une dyspepsie hypo-chlorhydrique et catarrhale par congestion hépatique totale faible chez hyperacide rhumatisant goutteux ; otite scléreuse.

	Début.	6e jour.	12e jour.
ou	$\frac{1}{80}$	$\frac{1}{70}$	$\frac{1}{15}$
a	$\frac{1}{15}$	$\frac{4}{3}$	$\frac{1}{3}$
i	$\frac{1}{4}$	$\frac{1}{2}$	$\frac{1}{2}$

Le sifflement est seulement diminué.

---

(23) M. ..., trente-sept ans.

Otite scléreuse, double surdité à dix-huit ans, sans bour-donnements, soigné sans résultat par les procédés habituels.

	Oreille droite.			Oreille gauche.		
	Début.	6e jour.	12e jour.	Début.	6e jour.	12e jour.
a	$\frac{1}{100}$	$\frac{1}{50}$	$\frac{1}{10}$	$\frac{1}{40}$	$\frac{1}{15}$	$\frac{1}{10}$

---

(24) M. ..., trente-huit ans.

Bourdonnements après les tirs, il y a six ans ; pas d'écoulements, surdité croissante depuis cette époque.

L'analyse d'urine indique une gravelle oxalique avec dyspepsie oxalique hypochlorhydrique et catarrhale chez hyperacide goutteux.

Le diapason est plus grave à droite.

	Oreille droite.			Oreille gauche.		
	Début.	6e jour.	12e jour.	Début.	6e jour.	12e jour.
ou	$\frac{1}{200}$	$\frac{1}{50}$	$\frac{1}{40}$	$\frac{1}{200}$	$\frac{1}{140}$	$\frac{1}{90}$
a	$\frac{1}{140}$	$\frac{1}{15}$	$\frac{1}{10}$	$\frac{1}{40}$	$\frac{1}{10}$	$\frac{1}{8}$
i	$\frac{1}{12}$	$\frac{1}{6}$	1	$\frac{1}{5}$	$\frac{1}{3}$	$\frac{1}{3}$

Le malade, obligé de repartir, continue le traitement avec le masseur.

(25) M. ..., trente-huit ans.

Sourd depuis seize ans des deux oreilles; soigné par tous les procédés, sans succès; sifflements comme le vent dans les fils télégraphiques, trompes perméables.

	Oreille droite.				Oreille gauche.		
	Début.	6ᵉ jour.	12ᵉ jour.		Début.	6ᵉ jour.	12ᵉ jour.
ou	$\frac{1}{4}$	$\frac{1}{4}$	$\frac{1}{2}$		$\frac{1}{4}$	$\frac{1}{3}$	$\frac{1}{2}$
o	1	1	1		1	1	1
a	1	1	1		$\frac{1}{3}$	$\frac{1}{2}$	1
é	$\frac{1}{4}$	$\frac{1}{3}$	$\frac{1}{2}$		$\frac{1}{5}$	$\frac{1}{4}$	$\frac{1}{3}$
i	$\frac{1}{7}$	$\frac{1}{5}$	$\frac{1}{3}$		$\frac{1}{3}$	$\frac{1}{3}$	$\frac{1}{2}$

(26) M. ..., quarante-deux ans.

Arthritique, congestion hépatique avec hypertension artérielle, dyspepsie hypochlorhydrique; douleurs d'oreilles étant enfant.

Vers vingt-cinq ans, surdité, sifflements aigus qui ont augmenté il y a sept ans à la suite d'un traitement par le cathétérisme.

Le masseur de Delstanche n'a produit aucun résultat; otite scléreuse double, diapason plus grave à droite.

	Oreille droite.					Oreille gauche.			
	Début.	6ᵉ jour.	12ᵉ jour.	18ᵉ jour.		Début.	6ᵉ jour.	12ᵉ jour.	18ᵉ jour.
ou	$\frac{1}{5}$	$\frac{1}{4}$	$\frac{1}{4}$	1		$\frac{1}{35}$	$\frac{1}{35}$	$\frac{1}{10}$	$\frac{1}{10}$
o	$\frac{1}{3}$	$\frac{1}{2}$	$\frac{1}{2}$	1		$\frac{1}{8}$	$\frac{1}{6}$	$\frac{1}{11}$	$\frac{1}{8}$
a	$\frac{1}{3}$	$\frac{1}{2}$	$\frac{1}{2}$	$\frac{1}{2}$		$\frac{1}{9}$	$\frac{1}{6}$	$\frac{1}{3}$	$\frac{1}{2}$
é	$\frac{1}{5}$	$\frac{1}{3}$	$\frac{1}{3}$	$\frac{1}{2}$		$\frac{1}{3}$	$\frac{1}{2}$	$\frac{1}{5}$	$\frac{1}{4}$
i	$\frac{1}{7}$	$\frac{1}{3}$	$\frac{1}{3}$	$\frac{1}{3}$		$\frac{1}{6}$	$\frac{1}{4}$	$\frac{1}{4}$	$\frac{1}{3}$

Bruits très atténués.

(27) M. ..., cinquante-deux ans.

Sourd depuis l'âge de quatre ans après une fièvre typhoïde. Grand'mère, père et frères sourds; pas de bourdonnements. Déjà soigné sans résultat.

Otite scléreuse double.

		Oreille droite.					*Oreille gauche.*			
	Début.	6e j.	12e j.	18e j.	24e j.	Début.	6e j.	12e j.	18e j.	24e j.
ou	$\frac{1}{20}$	$\frac{1}{12}$	$\frac{1}{6}$	$\frac{1}{6}$	$\frac{1}{5}$	$\frac{1}{46}$	$\frac{1}{18}$	$\frac{1}{10}$	$\frac{1}{5}$	$\frac{1}{4}$
o	$\frac{1}{6}$	$\frac{1}{4}$	$\frac{1}{3}$	$\frac{1}{3}$	$\frac{1}{2}$	$\frac{1}{10}$	$\frac{1}{8}$	$\frac{1}{5}$	$\frac{1}{4}$	$\frac{1}{3}$
a	$\frac{1}{8}$	$\frac{1}{4}$	$\frac{1}{4}$	$\frac{1}{2}$	$\frac{1}{2}$	$\frac{1}{15}$	$\frac{1}{7}$	$\frac{1}{3}$	$\frac{1}{3}$	$\frac{1}{4}$
é	$\frac{1}{16}$	$\frac{1}{14}$	$\frac{1}{11}$	$\frac{1}{10}$	$\frac{1}{10}$	$\frac{1}{7}$	$\frac{1}{4}$	$\frac{1}{2}$	$\frac{1}{3}$	$\frac{1}{4}$
i	$\frac{1}{16}$	$\frac{1}{16}$	$\frac{1}{14}$	$\frac{1}{15}$	$\frac{1}{13}$	$\frac{1}{6}$	$\frac{1}{3}$	$\frac{1}{6}$	$\frac{1}{3}$	1

(28) M. ..., cinquante-sept ans.

Sourd de l'oreille droite depuis quinze ans, l'oreille gauche a commencé à se prendre il y a trois ans; soigné sans résultat appréciable par tous les procédés connus.

Otite scléreuse double.

		Oreille droite.			*Oreille gauche.*	
	Début.	6e jour.	20e jour.	Début.	6e jour.	20e jour.
ou	$\frac{1}{5}$	$\frac{1}{3}$	$\frac{1}{3}$	$\frac{1}{5}$	$\frac{1}{2}$	$\frac{1}{2}$
o	$\frac{1}{4}$	$\frac{1}{2}$	$\frac{1}{2}$	$\frac{1}{4}$	$\frac{1}{2}$	1
a	$\frac{1}{3}$	1	1	$\frac{1}{3}$	1	1
é	$\frac{1}{5}$	$\frac{1}{2}$	$\frac{1}{4}$	$\frac{1}{6}$	$\frac{1}{2}$	1
i	$\frac{1}{10}$	$\frac{1}{4}$	$\frac{1}{3}$	$\frac{1}{3}$	$\frac{1}{2}$	1

(29) M....., cinquante-huit ans.

Arthritique, double otite scléreuse avec bourdonnements graves.

	Oreille droite.						Oreille gauche.					
	Début.	6e j.	12e j.	18e j.	24e j.	30e j.	Début.	6e j.	12e j.	18e j.	24e j.	30e j.
ou	$\frac{1}{3}$	$\frac{1}{3}$	$\frac{1}{2}$	1	1		$\frac{1}{7}$	$\frac{1}{5}$	$\frac{1}{3}$	$\frac{1}{2}$	1	1
o	$\frac{1}{2}$	$\frac{1}{2}$	1	1	1		$\frac{1}{4}$	$\frac{1}{2}$	1	1	1	1
a	$\frac{1}{2}$	$\frac{1}{2}$	1	1	1		$\frac{1}{4}$	$\frac{1}{2}$	1	1	1	1
é	$\frac{1}{5}$	$\frac{1}{3}$	1	1	1		$\frac{1}{40}$	$\frac{1}{10}$	$\frac{1}{2}$	1	1	1
i	$\frac{1}{15}$	$\frac{1}{8}$	$\frac{1}{4}$	$\frac{1}{3}$	1		$\frac{1}{3}$	$\frac{1}{12}$	$\frac{1}{20}$	$\frac{1}{11}$	$\frac{1}{5}$	$\frac{1}{3}$

Bourdonnements disparus presque complètement.

---

(30) M....., soixante ans.

Otite scléreuse double sans bourdonnements; l'acuité auditive a été prise uniquement sur la voyelle *a* comme je le faisais il y a deux ans; les résultats se sont maintenus depuis cette époque.

	Oreille droite.						Oreille gauche.					
	Début.	6e j.	12e j.	18e j.	24e j.	30e j.	Début.	6e j.	12e j.	18e j.	24e j.	30e j.
a	$\frac{1}{60}$	$\frac{1}{20}$	$\frac{1}{35}$	$\frac{1}{10}$	$\frac{1}{5}$	$\frac{1}{3}$	$\frac{1}{90}$	$\frac{1}{40}$	$\frac{1}{50}$	$\frac{1}{15}$	$\frac{1}{9}$	$\frac{1}{5}$

La rechute du douzième jour tient à une interruption dans le traitement.

(31) Mme ..., soixante ans.

Sourde depuis trente ans, s'est fait soigner successivement sans résultat, en Europe, par les spécialistes les plus connus ; l'oreille gauche est regardée comme perdue, et la droite n'entend qu'avec un cornet acoustique, la montre et le diapason ne sont pas entendus, même au contact.

	Oreille droite.				*Oreille gauche.*		
	Début.	6e jour.	20e jour.		Début.	6e jour.	20e jour.
ou	$\dfrac{1}{210}$	$\dfrac{1}{120}$	$\dfrac{1}{120}$		$\dfrac{1}{210}$	$\dfrac{1}{205}$	$\dfrac{1}{205}$
o	$\dfrac{1}{205}$	$\dfrac{1}{70}$	$\dfrac{1}{60}$		$\dfrac{1}{210}$	$\dfrac{1}{202}$	$\dfrac{1}{202}$
a	$\dfrac{1}{204}$	$\dfrac{1}{120}$	$\dfrac{1}{30}$		$\dfrac{1}{205}$	$\dfrac{1}{202}$	$\dfrac{1}{120}$
é	$\dfrac{1}{160}$	$\dfrac{1}{30}$	$\dfrac{1}{25}$		$\dfrac{1}{205}$	$\dfrac{1}{150}$	$\dfrac{1}{80}$
i	$\dfrac{1}{70}$	$\dfrac{1}{10}$	$\dfrac{1}{5}$		$\dfrac{1}{230}$	$\dfrac{1}{100}$	$\dfrac{1}{80}$

Cette observation est incomplète, puisque la malade est partie sans avoir pu terminer son traitement ; au vingtième jour elle entendait sans cornet acoustique.

Néanmoins ce cas est intéressant, car cette malade était aussi sourde qu'on peut l'être quand on a de l'otite scléreuse depuis trente ans, et cependant l'amélioration a été très nette ; il est probable que si le massage avait été continué, l'acuité auditive aurait pu être amenée à $\dfrac{1}{10}$.

(32) M. ..., soixante-trois ans.

Otite scléreuse double ; diapason plus grave à droite.

	Oreille droite.				Oreille gauche.			
	Début.	6e j.	12e j.	18e j.	Début.	6e j.	12e j.	18e j.
ou	$\frac{1}{5}$	$\frac{1}{4}$	$\frac{1}{3}$	$\frac{1}{3}$	$\frac{1}{20}$	$\frac{1}{10}$	$\frac{1}{8}$	$\frac{1}{7}$
o	$\frac{1}{3}$	$\frac{1}{3}$	$\frac{1}{3}$	$\frac{1}{3}$	$\frac{1}{5}$	$\frac{1}{3}$	$\frac{1}{3}$	$\frac{1}{3}$
a	$\frac{1}{3}$	$\frac{1}{3}$	$\frac{1}{3}$	$\frac{1}{3}$	$\frac{1}{20}$	$\frac{1}{10}$	$\frac{1}{5}$	$\frac{1}{4}$
é	$\frac{1}{3}$	$\frac{1}{3}$	$\frac{1}{2}$	$\frac{1}{2}$	$\frac{1}{12}$	$\frac{1}{6}$	$\frac{1}{5}$	$\frac{1}{4}$
i	$\frac{1}{3}$	$\frac{1}{3}$	$\frac{1}{2}$	$\frac{1}{2}$	$\frac{1}{40}$	$\frac{1}{15}$	$\frac{1}{13}$	$\frac{1}{10}$

(33) M. ..., soixante-dix ans, arthritique ; otite scléreuse double.

	Oreille droite.				Oreille gauche.			
	Début.	6e j.	12e j.	18e j.	Début.	6e j.	12e j.	18e j.
ou	$\frac{1}{5}$	$\frac{1}{3}$	$\frac{1}{3}$	$\frac{1}{3}$	$\frac{1}{7}$	$\frac{1}{3}$	$\frac{1}{3}$	$\frac{1}{3}$
o	$\frac{1}{3}$	$\frac{1}{2}$	1	1	$\frac{1}{3}$	$\frac{1}{3}$	2	1
a	$\frac{1}{2}$	1	1	1	$\frac{1}{6}$	$\frac{1}{3}$	$\frac{1}{2}$	1
é	$\frac{1}{5}$	$\frac{1}{3}$	$\frac{1}{3}$	$\frac{1}{3}$	$\frac{1}{6}$	$\frac{1}{3}$	$\frac{1}{3}$	$\frac{1}{3}$
	$\frac{1}{20}$	$\frac{1}{7}$	$\frac{1}{6}$	$\frac{1}{6}$	$\frac{1}{35}$	$\frac{1}{5}$	$\frac{1}{4}$	$\frac{1}{4}$

TROISIÈME SÉRIE

Malades atteints d'une surdité consécutive à une lésion de l'oreille moyenne et de l'oreille interne.

———

(34) Mme ..., sourde depuis 1885.

En 1886, soignée par le docteur X..., par cathétérisme et bromure de potassium.

En 1887, lavages dans les oreilles.

En 1888, poire de Politzer.

En 1889, cathétérisme et opération ??

En 1890, soignée dans un institut spécial.

En 1891, paracentèse du tympan et iodure de potassium.

Depuis cette époque aucun traitement.

Diagnostic très difficile; la malade est très nerveuse, et il suffit d'une contrariété pour faire baisser son acuité auditive; les trompes sont perméables, l'oreille ne présente rien d'anormal.

	Oreille droite.						*Oreille gauche.*				
	Début.	6e j.	12e j.	18e j.	24e j.		Début.	6e j.	12e j.	18e j.	24e j.
a	$\frac{1}{60}$	$\frac{1}{50}$	$\frac{1}{10}$	$\frac{1}{10}$	$\frac{1}{5}$		$\frac{1}{50}$	$\frac{1}{40}$	$\frac{1}{30}$	$\frac{1}{10}$	$\frac{1}{5}$

L'amélioration est donc très grande ; cependant l'acuité auditive baisse encore à la moindre contrariété, pour remonter ensuite.

(35) M. ..., cinquante-cinq ans.

Vertige de Ménière, ayant résisté aux traitements classiques.

Bourdonnements. Vertiges avec perte de connaissance. Surdité augmentant progressivement.

Le traitement a été commencé il y a deux ans, le malade a pu être suivi régulièrement ; les résultats ont été les suivants :

Les vertiges ont complètement disparu. L'amélioration obtenue pour l'acuité auditive s'est maintenue au dire du malade (la fiche de l'acuité, prise il y a deux ans, a été égarée). Actuellement l'acuité est :

	Oreille droite.		*Oreille gauche.*
ou	$\frac{1}{15}$		$\frac{1}{10}$
o	$\frac{1}{5}$		$\frac{1}{3}$
a	$\frac{1}{4}$		$\frac{1}{3}$
é	$\frac{1}{5}$		$\frac{1}{6}$
i	$\frac{1}{5}$		$\frac{1}{5}$

Mais les bourdonnements ont toujours persisté ; un massage de cinq minutes les fait disparaître ; ils reparaissent cinquante secondes après.

(36) M. ..., sept ans.

Surdi-mutité arrivée, paraît-il, à la suite d'une chute dans un escalier à l'âge de dix-sept mois ; grand comme un enfant de trois ans, ne sait ni lire ni écrire, pas d'incoordination des mouvements.

Dit « papa, maman » ; c'est tout : il n'a pas de végétations adénoïdes.

Trompes perméables.

Rien d'anormal dans les oreilles.

L'acuité auditive est la même pour les deux oreilles, ou, du moins, on ne trouve pas de différence.

Après le cinquième massage il commence par entendre couler un robinet d'eau, puis la pendule sonner, une porte se fermer, des sous tomber, etc. ; à la dixième séance, il entend tout ce qu'on lui dit, et... le répète de travers ; ainsi il dit : « tambour, monsieur », au lieu de « bonjour, monsieur », mais chaque jour il fait des progrès, et il *s'amuse à faire du bruit pour l'entendre ;* il est donc très probable que les exercices acoustiques bien faits lui feraient entendre et répéter tous les mots.

	Début.	6ᵉ jour.	12ᵉ jour.	18ᵉ jour.
ou	$\frac{1}{240}$	$\frac{1}{100}$	$\frac{1}{50}$	$\frac{1}{10}$
o	$\frac{1}{220}$	$\frac{1}{40}$	$\frac{1}{35}$	$\frac{1}{5}$
a	$\frac{1}{220}$	$\frac{1}{60}$	$\frac{1}{20}$	$\frac{1}{5}$
é	$\frac{1}{220}$	$\frac{1}{100}$	$\frac{1}{30}$	$\frac{1}{5}$
i	$\frac{1}{220}$	$\frac{1}{60}$	$\frac{1}{25}$	$\frac{1}{5}$

(37) Mlle ..., treize ans.

Surdi-mutité congénitale.

Instruite par la méthode orale; incoordination des mouvements : par exemple, elle veut tirer un rideau, elle le déchire; elle veut vous faire une caresse, elle vous griffe; etc.

	Oreille droite.						Oreille gauche.				
	Début.	6e j.	12e j.	18e j.	24e j.		Début.	6e j.	12e j.	18e j.	24e j.
ou	$\frac{1}{203}$	$\frac{1}{25}$	$\frac{1}{15}$	$\frac{1}{5}$	$\frac{1}{3}$		$\frac{1}{300}$	$\frac{1}{60}$	$\frac{1}{6}$	$\frac{1}{5}$	$\frac{1}{5}$
o	$\frac{1}{201}$	$\frac{1}{10}$	$\frac{1}{10}$	$\frac{1}{5}$	$\frac{1}{3}$		$\frac{1}{230}$	$\frac{1}{30}$	$\frac{1}{5}$	$\frac{1}{5}$	$\frac{1}{3}$
a	$\frac{1}{201}$	$\frac{1}{10}$	$\frac{1}{7}$	$\frac{1}{3}$	$\frac{1}{2}$		$\frac{1}{340}$	$\frac{1}{30}$	$\frac{1}{5}$	$\frac{1}{5}$	$\frac{1}{3}$
é	$\frac{1}{202}$	$\frac{1}{30}$	$\frac{1}{10}$	$\frac{1}{5}$	$\frac{1}{3}$		0	$\frac{1}{95}$	$\frac{1}{5}$	$\frac{1}{5}$	$\frac{1}{3}$
i	$\frac{1}{206}$	$\frac{1}{25}$	$\frac{1}{5}$	$\frac{1}{5}$	$\frac{1}{2}$		0	$\frac{1}{40}$	$\frac{1}{5}$	$\frac{1}{5}$	$\frac{1}{2}$

L'incoordination des mouvements a disparu; la malade a fini par répéter ce qu'elle entendait (bien entendu, elle ne voyait pas la bouche du parleur), mais seulement à partir de la vingtième séance; elle entendait, mais elle n'avait pas l'idée de répéter ce qu'elle entendait, même quand on le lui ordonnait.

Actuellement elle *entend et répète* toutes les voyelles naturelles et artificielles *avec leur tonalité;* elle entend des phrases parlées *lentement* et *distinctement* et les répète.

Naturellement les bruits extérieurs et les vibrations musicales ont été entendus dès la dixième séance; je dis «naturellement» car les vibrations de la parole sont les plus complexes et les plus difficiles à percevoir.

CONCLUSIONS

1) En aucun cas, ce massage n'augmente la surdité ou ne donne naissance à des bourdonnements ; *il n'est jamais douloureux ;*

2) Les variations de l'acuité auditive sont mathématiquement mesurées à l'acoumètre ; ces variations sont parallèles à celles que le malade observe lui-même dans la conversation ;

3) Si les bourdonnements sont dus à une lésion de l'oreille moyenne, ils diminuent dès les premières séances et souvent ils finissent par disparaître complètement ;

4) Chez certains malades, alors même que la surdité est très prononcée, l'acuité auditive peut être ramenée à la normale ;

5) Ce procédé donne des résultats très bons dans des cas où toutes les autres méthodes avaient échoué.

6) D'après des observations suivies depuis quatre ans, il semble que l'otite scléreuse, en voie d'évolution, puisse être entravée dans sa marche.

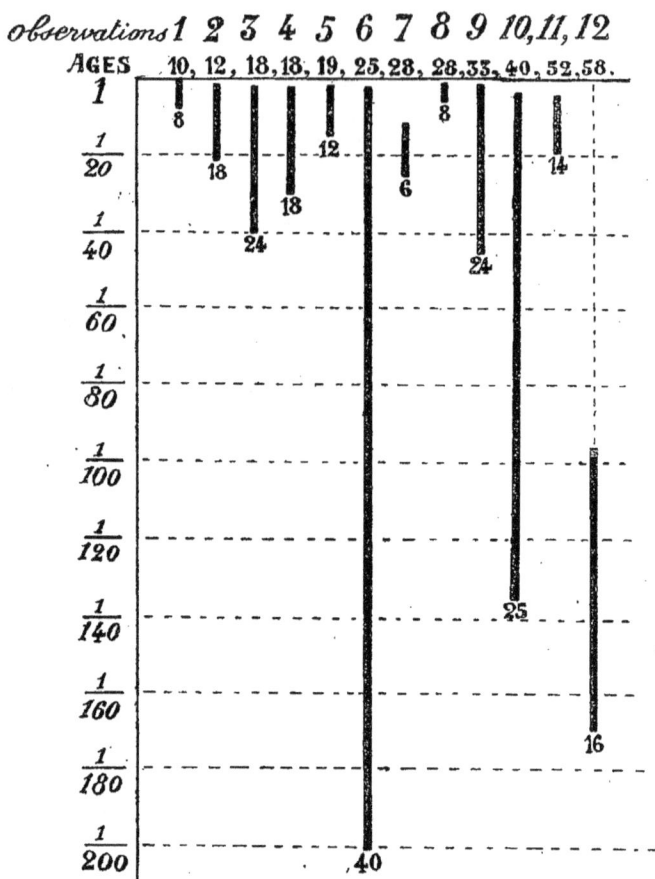

Fig. 3. — Graphique de la 1re série d'observations.

Les ordonnées représentent les acuités auditives $\frac{1}{20}$, $\frac{1}{40}$, etc.; les abscisses, les numéros des observations, au-dessous l'âge des malades; au bas de la ligne pleine, le chiffre indique le nombre des séances : par exemple, le malade 6 avait au début une acuité auditive de $\frac{1}{200}$, et à la fin du traitement $\frac{1}{2}$, son âge était vingt-cinq ans, et il y a eu 40 séances.

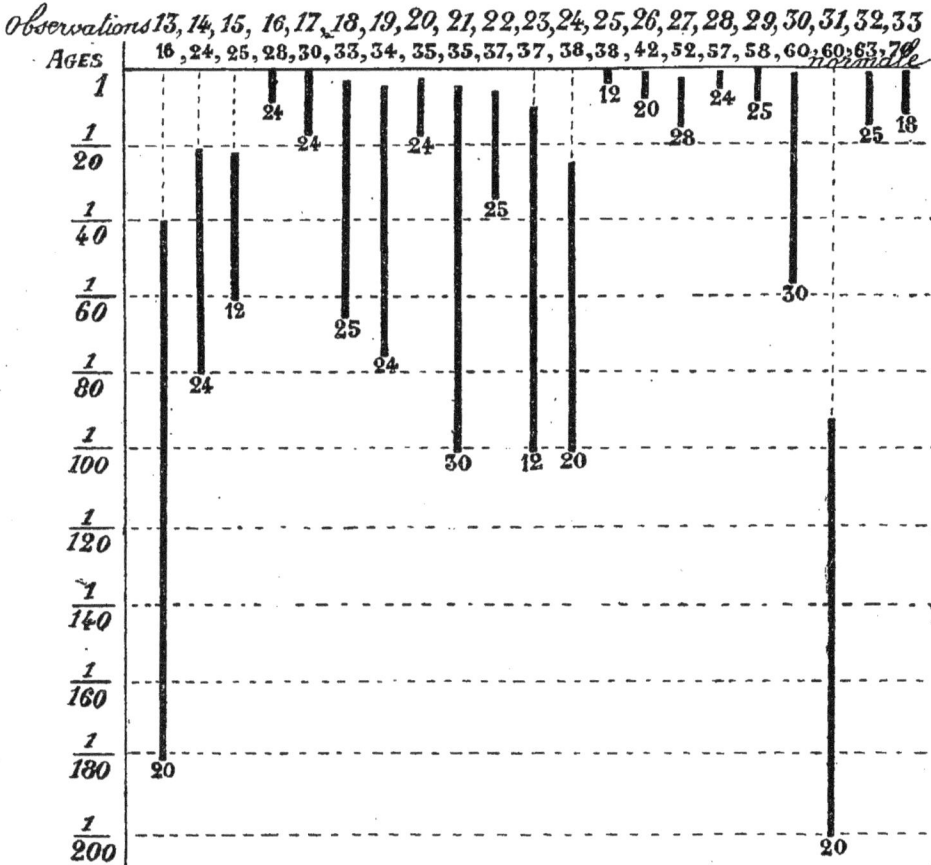

Fig. 4. — Graphique de la 2ᵉ série d'observations.

Les notations sont les mêmes que pour le graphique précédent.

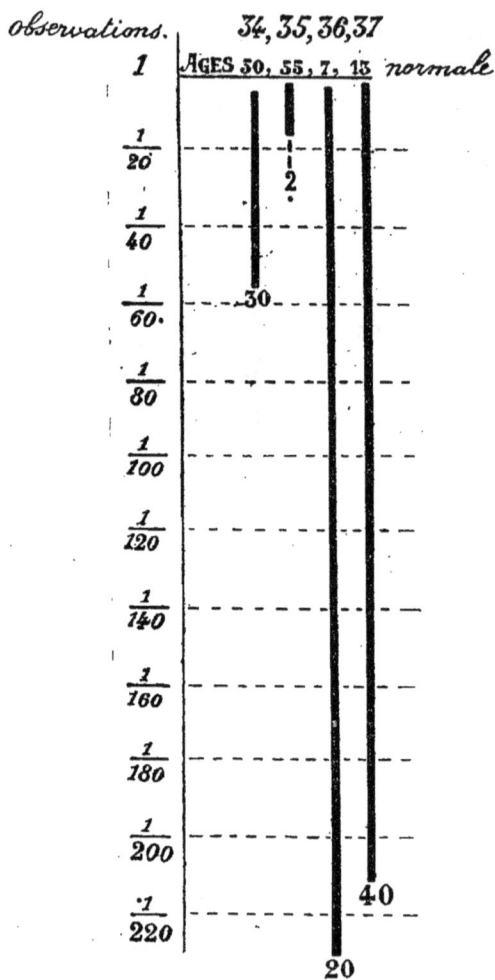

Fig. 5. — Graphique de la 3ᵉ série d'observations.
Mêmes notations que pour les graphiques 1 et 2.

PRINCIPAUX OUVRAGES DU MÊME AUTEUR

Anatomie descriptive du sympathique thoracique des oiseaux (Médaille de la Faculté de Paris), in-8° de 68 p. avec fig. (Davy, édit.), Paris, 1887.

Anatomie et histologie du sympathique des oiseaux, in-8° de 72 p. avec fig. et pl. en couleurs (Masson, éd.), Paris, 1889.

Questions de physique, 3e édit., in-18 de 136 p. avec fig. (Masson, éd.), Paris, 1895.

Memento d'histoire naturelle, in-18 de 216 p. avec 102 fig. (Masson, éd.), Paris, 1890.

Note sur un nouveau sphygmographe (récompensé par la Faculté de médecine) (1889).

Électricité médicale et galvanocaustie (1890).

Traitement par la résorcine en solution concentrée de l'hypertrophie du tissu lymphoïde pharyngien, 1892. (Masson, éd.)

Utilité des injections de liqueur de Van Swieten dans le tissu des tumeurs d'aspect cancéreux.

Stéthoscope à renforcement.

Traitement de la diphtérie, in-8° de 40 p. (1894).

Traitement médical des tumeurs adénoïdes, in-8° de 35 p. avec fig., Paris, 1895 (Masson, éd.) (*Académie de médecine.*)

Les divers traitements de l'hypertrophie des amygdales, Paris, 1895. (Masson, éd.)

Serre-nœud électrique automatique et pince à forci-
pressure pour la région amygdalienne (récompensé par
la Faculté de médecine), Paris, 1896. (Masson, éd.)

Note sur un nouveau cornet acoustique servant en
même temps de masseur du tympan, 1897. (Masson, éd.)

Étude des cornets acoustiques par la photographie des
flammes de Kœnig, 11 planches (récompensé par la
Faculté et par l'Académie de médecine), Paris, 1897.
(Masson, éd.)

Contribution à l'étude des voyelles par la photographie
(37 pages).

Comment parlent les phonographes. *Cosmos*, 1898. (*Vie
scientifique.*)

La voix des sourds-muets. (*Académie de médecine*,
5 avril 1898.)

Résumé des conférences faites à la Sorbonne sur les
voyelles.

Exercices acoustiques chez les sourds-muets.

Traitement de la surdité par le massage. (*Société de biologie.*)

La méthode graphique dans l'étude des voyelles. (*Institut.*)

Synthèse des voyelles. (*Institut.*)

Les phonographes et l'étude des voyelles, in-8° de 19 p.
avec fig.

Rôle de la cavité buccale et des ventricules de Morgagni
dans la phonation. (*Société de biologie.*)

Rôle de l'arthritisme dans la pharyngite granuleuse.
(*Académie de médecine*, 1899.)

Théorie de la formation des voyelles avec 43 fig.,
ouvrage couronné par l'Institut. (Prix Barbier, 1900.)

Acoumètre normal, appareil couronné par la Faculté de
médecine. (Prix Barbier, 1900.)

Rôle de la chaîne des osselets dans l'audition. (*Académie
de médecine*, 1900.)

Quelques remarques sur les otolithes de la grenouille.
(*Institut*, 1901.)

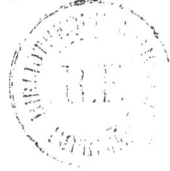

Sur les otolithes de la grenouille. (*Institut*, 1901.)

2712-01. — CORBEIL. Imprimerie ÉD. CRÉTÉ.

www.ingramcontent.com/pod-product-compliance
Lightning Source LLC
Chambersburg PA
CBHW071434200326
41520CB00014B/3693